Les vitamines, les minéraux, et plus encore!

I0435480

Sources d'alimentation, fonctions de l'organisme, et les lacunes (symptômes)

Michelle J. Bever

DÉDICACE

Ce livre est dédié à ceux qui aimeraient en apprendre davantage sur ce qui se passe avec leur corps, sont intéressés à faire des changements, et tiens à vous sentir mieux. La raison de ce livre est qu'il sera facile d'un enfant ou un adulte à lire et à comprendre. De nombreux livres d'aujourd'hui sont surchargés de commentaire et il se sent comme les jours se sont écoulés avant que vous avez déjà lu ce que vous avez acheté le livre pour en premier lieu. Profitez de la simplicité.

MATIÈRES

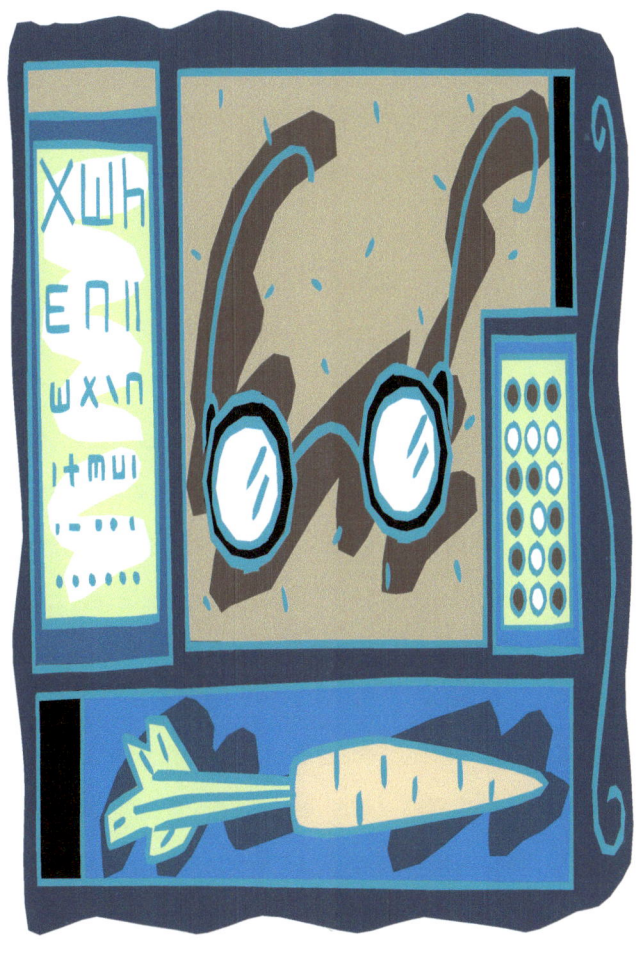

Ce n'est qu'un exemple des aliments association et
de savoir ce que la vitamine est dans ce groupe.

REMERCIEMENTS

e tiens à remercier Dieu, et tous ceux qui ont eu la foi en moi de terminer ce que j'ai commencé à obtenir cette information au public.

S'il vous plaît n'oubliez pas de laisser une review si ce livre vous a aidé ou ceux que vous connaissez pour savoir comment les aliments peuvent conduire à une meilleure santé du corps et de l'esprit.

Il est très apprécié et mon espoir est de voir ce livre dans les systèmes scolaires. Votre avis peut aider à faire en sorte que cela se produise.

Merci !

Les vitamines, les minéraux, et plus encore!

Les vitamines, les minéraux, et plus encore!

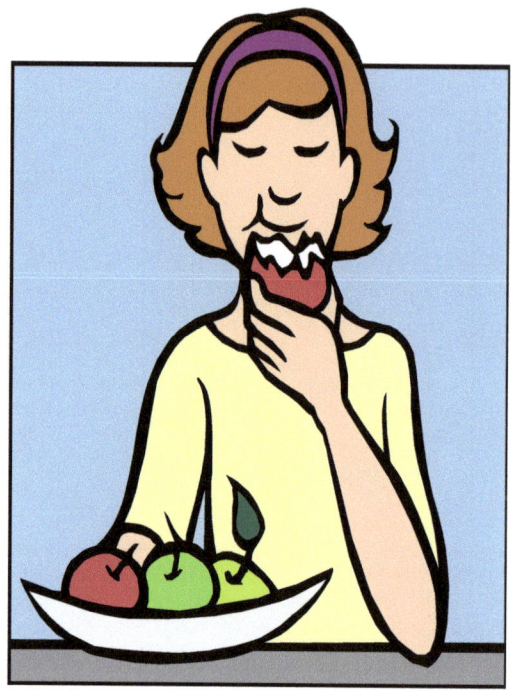

Une pomme par jour aide à garder le docteur loin.

1 APPRENDRE

Ce livre est rempli de vitamines, minéraux, oligo-éléments, sels de cellulaire, protéines et glucides, et mon travail consiste à vous aider à apprendre à vous aider vous-mêmes.

Comment j'ai appris, lorsque j'étais une mère seule et d'avoir à le budget de chaque dollar. J'ai acheté un haut potentiel de la vitamine C qui avaient d'autres vitamines énumérés sur elle aussi, mais j'ai vu était un fort potentiel de vitamine C. Je suis allé au magasin et a acheté un haut potentiel de la vitamine C qui coûtent moins cher et n'ont pas les extras. J'ai appris dans un délai d'une semaine de voir mon fils prendre ce bas prix haute puissance C que son comportement n'avait commencé à changer.

C'est ce qui m'a amené à faire de la recherche pour savoir ce que chacun un apport complémentaire en vitamine sur que la hausse des coûts d'un fort potentiel de la vitamine C n'a. J'ai eu financé à effectuer mes recherches et après beaucoup de dévouement a pu briser chaque élément dans quels aliments que je pouvais manger pour obtenir plus de cette vitamine dans le système, quelles fonctions ils aidé avec dans le corps, et comment votre corps s'exprime lui-même lorsqu'il n'y a pas assez. Comment votre organisme s'exprime est connu comme un symptôme.

Nos aliments sont plusieurs fois plus traitées, manque d'éléments nutritifs, chargée en hormones, et parfois nous ne mangent pas ce que notre corps a besoin.

Une combinaison de manger les bons aliments et prendre ce qui est montré en vertu de ce symptôme est un excellent moyen de faire des changements productifs.

Sources- ce sont les aliments à manger pour cette vitamine particulière, minéral, cellule sel, oligo-élément, de protéines, de glucides

Fonctions- c'est ce que l'organisme ne lorsqu'il fonctionne correctement avec aucun symptôme

Anomalies- c'est comment votre corps exprime comment mal c'est de sentir parce qu'il n'a pas ce dont il a besoin pour fonctionner correctement

Je vous mets au défi de regarder à travers ce livre et notez les symptômes que vous avez. Vous remarquerez que ces mêmes symptômes peuvent être sous différentes vitamines, etc. Faire une liste des vitamines, minéraux, etc. qui sont associés à ces symptômes. Il est facile après que juste faire une liste d'épicerie.

Toujours consulter un médecin vous le respect sur le démarrage de quelque chose de nouveau, demander à ce que vos niveaux de vitamines vérifiées, et parlez de vos symptômes. N'oubliez pas que chaque personne est différente du corps et peut avoir besoin de plus ou de moins que quelqu'un d'autre. Manger les bons aliments est un début… Prendre ce dont vous avez besoin est un atout !

2 VITAMINES

La vitamine C

SOURCES
des fruits
brocoli
cantaloup
fraises
agrumes
choux
Pommes de terre Légumes
pois vert
Poivre vert d'
Épinards

Fonctions
la formation du collagène
iode
dent de guérison formation osseuse conservation formation
La formation des globules rouges du sang de
la résistance aux infections

de l'absorption du fer
corticosteriod
stimule la synthèse des allergènes pour les allergies

Lacunes
saignement des gencives
saignements de nez
meurtrissure facile
la carie dentaire
dsypnea
anorexie
faible résistance aux infections

irritabilité fatigue
douleurs articulaires
douleurs musculaires
lésions cutanées
articulations gonflées
scorbut
la dégénérescence de la peau

La vitamine B

SOURCES de
viandes, de
poissons, de
Volaille
Porc
riz brun
écrous de mélasse
brewers
grains entiers de germe de blé de levure
enrichie de céréales
haricots secs du foie
cajous de
graines de tournesol

Fonctions de
glucides & le métabolisme des protéines
lipides
du système nerveux central de production d'énergie
entretien
bon tonus musculaire
bon appétit
Lacunes
faiblesse
la perte d'appétit
constipation

perte de mémoire l'irritabilité fatigue dyspnée
douleur myocardique
nervosité
part l'engourdissement de
la sensibilité à la douleur
la sensibilité au bruit
ataxie
pied
sautes d'humeur de l'engourdissement
insuffisance cardiaque
la rétention d'eau
béribéri
dépression

La vitamine B2

SOURCES
Viandes
Poissons
la levure de bière volaille lait
oeufs
Fruits

Légumes à feuilles vertes
les écrous
des grains entiers

Fonctions des
anticorps et de la formation des globules rouges du sang de
la production d'énergie
entretien des tissus des muqueuses de l'épithélium
du métabolisme des hydrates de carbone
du métabolisme des graisses
Lacunes des
cataractes
(fissures à angle cheilosis de bouche)
étourdissements
Ye de la fatigue
des yeux qui piquent
yeux brûlants
de sensibilité à la lumière de
peau grasse
ont retardé la croissance
maternelle rougeur & douleur

La vitamine B6 (pyridoxine)

SOURCES
DE GRAINES DE TOURNESOL
bananes
viandes de
volaille
Poissons la levure de bière
desséchés foie
raisins secs
Haricots secs les grains entiers de

riz brun

jus de tomate

arachides

le germe de blé

Lentilles

avocats

mélasses

noix

Fonction

La formation d'anticorps de

la digestion de

l'ADN Synthèse d'ARN amp; &

métabolisme

Métabolisme protéique

la production d'hémoglobine

équilibre du sodium

potassium équilibre

le système nerveux central

trytophan à la niacine conversion

Lacunes

séborrhée

dermatite

cheilosis acné arthrite glossites

convulsions

dépression Étourdissements

perte de cheveux bébés

irritabilité

learning disabilities

ataxie

faiblesse

des lésions cutanées

de perte de poids

L'acide folique

SOURCES
Asperges Foie

agrumes

oeufs

abats

grains entiers

le germe de blé

panais

cantaloup

haricots de lima

collard épinard

pois vert des

feuilles de navet

Lentilles

Betterave

les légumes à feuilles vertes

les produits laitiers

Fruits de mer

arachides

dolique à oeil noir

haricots pinto

Pois chiches

Broccoli

Fonctions
red & la formation des cellules sanguines blanches

red & la maturation des cellules blanches du sangDNA & formation d'ARN

Lacunes

megaloblastic macrocytaire anémie (gros globules rouges)
Faiblesse Fatigue
Évanouissement
pâleur
problèmes digestifs
poils grisonnants de
problèmes de croissance de
l'insomnie
Le timon de l'inflammation des
troubles de mémoire les
troubles gastro-intestinaux
médiocre croissance

La vitamine B12

SOURCES
Boeuf
Produits laitiers
Poissons
agneau oeufs
fromage
abats de porc

Fonctions
la maturation des globules rouges
de l'absorption du fer
le métabolisme cellulaire
La croissance tissulaire
métabolisme nutritif
des cellules nerveuses
myellin cellule de maintenance longévité formation

Lacunes
la fatigue
des problèmes de marche des

troubles de mémoire
des problèmes d'élocution
de dépression mentale
glossites
confusion mentale
céphalées
nervosité
pernicieu**x**
L'anémie
réduit le réflexe réponses
système nerveux de perte de poids

La vitamine B3 (ACIDE NICOTINIQUE)

SOURCES
DES Oeufs
Produits laitiers Viandes maigres
abats
arachides
grains entiers de fruits de mer volaille
foie
bran
poisson

Fonctions
réduction de niveau de cholestérol
sex hormone production
synthèse de glycogène des glucides la protéine du
métabolisme
facilite la digestion fat
normalise l'appétit

Lacunes
des plaies du chancre
des maux de tête de

la dépression de la diarrhée
fatigue
indigestion
la perte d'appétit
halitose
insomnie
La faiblesse musculaire
nausée
éruptions cutanées
troubles mnésiques
troubles nerveux
pellagre
anxiété
plaies gastro-intestinal

La biotine

SOURCES

Les jaunes d'oeufs

légumineuses

grains entiers les abats de levure

lait

fruits de mer

Légumes

Fonctions

La croissance cellulaire de
la synthèse des acides gras de
la synthèse des acides gras
le métabolisme des glucides
métabolisme
métabolisme des graisses de protéines
vitamine B utiliser
la production d'énergie

Lacunes

La dépression

l'anémie
insomnie
la peau sèche
glossites
anorexie
Douleur musculaire

Acide pantothénique

SOURCES
Les oeufs
Légumineuses
champignons
abats
Salmon
Grains entiers de germe de blé
des légumes frais de
la levure

Fonctions
la formation d'anticorps

cortisone production

le métabolisme des glucides

la stimulation de croissance

du métabolisme des graisses de

la tolérance au stress

du métabolisme des protéines de

la synthèse de cholesterol

Lacunes
la diarrhée de
l eczéma de
perte des cheveux
des crampes musculaires
nervosité

vieillissement prématuré d'
infections respiratoires
fatigue
engourdissement

La vitamine A

SOURCES
Le foie
du Cantaloup
Carottes
Patates douces de foie de
courge d'hiver
poissons
fruits verts
fruits jaunes
Produits laitiers
Légumes verts
Les légumes jaunes
abricots
brocoli
Pêches

Fonctions
la résistance aux infections réparation tissulaire du corps
corps entretien des tissus de
la croissance osseuse
du développement du système nerveux
du métabolisme de la membrane cellulaire
la synthèse du RNA
structure de la membrane cellulaire
visual purple production (vision nocturne)
Formation de de

formation de peau des muqueuses
formation des os
Formation des dents

Lacunes
allergies
la perte d'appétit
cheveux secs
des infections de l'oreille de fatigue
infections de la bouche de
la glande salivaire des infections
des yeux qui piquent
yeux brûlants
perte de l'odorat
cécité nocturne
la peau rugueuse
des problèmes de sinus
médiocre croissance
la peau sèche
peau squameuse
adouci l'émail des dents

La vitamine D

SOURCES
Le lait enrichi de
la farine d'os
jaunes d'oeuf
abats
beurre
huile de foie de morue
poisson gras

Fonctions
nécessaires à l'absorption du calcium & utiliser
des gisements minéraux dans les os

nécessaire pour l'absorption de phosphore & utiliser
des gisements minéraux dans les dents de
la calcémie règlement

Lacunes
sensation de brûlure dans la bouche de
la diarrhée
sensation de brûlure dans la gorge de
l'Insomnie
nervosité
déformation osseuse chez les enfants
la myopie ramollissement des os
ramolli
déformation osseuse des dents chez les nourrissons
l'ostéomalacie chez les adultes (un ramollissement des os)
des contractions musculaires
une faible concentration de calcium

La vitamine E

SOURCES
Beurre
légumes vert ark
oeufs
fruits
abats
uts
grains entiers d'huiles végétales
arachidesGraines autres matières grasses margarine

Fonctions
permet de vitamine A aux travaux
de protection de la membrane cellulaire

hémolyse des GR Prévention
la puissance sexuelle entretien
entretien de la fertilité sexuelle
prévient les dommages cellulaires causés en raison d'un
excès d'oxygène

Lacunes
L'oedème chez les nourrissons de
l'anémie chez les prématurés de
lésions cutanées chez les nourrissons
hémolyse des GR
perturbation musculaire
Troubles nerveux les cheveux secs de graves
pertes de cheveux cheveux ternes de malabsorption

La vitamine K

SOURCES
Les légumes à feuilles vertes
d'huile de carthame
yogourt foie
mélasses

Fonctions
du foie de synthèse la prothrombine
synthèse d'autres concentrés de facteurs de coagulation

Lacunes
Hémorragie Des lacunes tendances
fausse couche
saignements de nez

3 MINÉRAUX

Le calcium

SOURCES
La farine d'os
fromage de
lait de
mélasse
grains entiers de yogourt
écrous
légumineuses
les légumes à feuilles
poisson

Fonctions
Rythme cardiaque de la coagulation sanguine règlement
la formation osseuse
ell la structure membranaire
dent formation
la fonction des membranes cellulaires
La croissance musculaire
la transmission des impulsions nerveuses de
la contraction musculaire

Lacunes
paresthésie
crampes musculaires
des palpitations
tétanie
irritabilité
chrostecis signe
le signe de Trousseau d'insomnie
déformation osseuse carie dentaire un

ramollissement des os de
l'ostéoporose de
retard de croissance

Le chlorure

SOURCES
fruits
légumes
le sel de table

Fonctions
de maintenance
maintenance d'électrolyte
maintenance fluide de l'
entretien de la base acide la
pression osmotique de l'équilibre

Lacunes
alcalose ltypochoremic

Le magnésium

SOURCES
des légumes à feuilles vertes
les écrous
grains entiers de cacao de fruits de mer
les céréales de son
dolique à oeil noir
épinards
verts de Betteraves
Brocoli
volaille
Huîtres
Crabe
Poisson

Fonctions
Solde de base acide
relaxation musculaire
le métabolisme du calcium dans les os
la respiration cellulaire
métabolisme phosphoreux dans les os
la transmission des impulsions nerveuses
muscle cardiaque fonction du muscle cardiaque entretien

Lacunes
Confusion
Désorientation
facilement a soulevé
la colère de
la nervosité de
l'irritabilité
pouls rapide
des tremblements
perte de contrôle musculaire
Dysfonction neuromusculaire
échec de croissance
spasmes des troubles de comportement

Le zinc

SOURCES
HUÎTRES
veau
CRABE
PORC
BOEUF FOIE DE
dolique à oeil noir
lentilles
pois chiches de crabe
Turquie
lamb
crevette
Homard
poulet (viande foncée)

grains entiers de
champignons
seafood
soja
épinards

Fonctions
substance nécessaires pour rendre plusieurs enzymes et l'insuline de
la glande de la prostate
glucides digestion
le métabolisme de croissance reproductive organ le goût et l'odorat
reproductive organ development

Lacunes
de l'échec de la reproduction
Retard de cicatrisation
ont retardé la croissance de
retard du développement sexuel (
a diminué le goût d'
une perte d'appétit
dépression
changements cutanés
a diminué la réponse immunitaire
maturation sexuelle retardée
fatigue
perte de l'odorat et du goût
cicatrisation prolongée

Le phosphore

SOURCES
/ lait Produits laitiers Le
yogourt
chair de poisson
du fromage cottage de foie de
volaille

Oeufs
Haricots secs
Pois secs écrous
fromage jaune

Fonctions
la formation osseuse
la production d'énergie
des fonctions rénales
la croissance cellulaire métabolisme
l'activité nerveuse de contraction myocardique la réparation
cellulaire
équilibre acide-base de
l'activité musculaire

Lacunes
la perte d'appétit
fatigue
la respiration irrégulière des
troubles nerveux
Ataxie
paresthésie
Faiblesse musculaire
faiblesse
de bone minérales de perte

Le potassium

SOURCES
boeuf maigre de
beurre d'arachide
potato
lait banane
salmon

Fonctions
maintient le battement de coeur de
la pression osmotique

maintient l'équilibre hydrique balance
équilibre acide-base
maintient la fonction nerveuse de
la contraction musculaire

Lacunes
la faiblesse musculaire
battements cardiaques irréguliers rapide
la paralysie
l'Insomnie
mort
nervosité
crampes de la jambe
anorexie
vomissements
dysrhythm lente réflexes faible

SODIUM

SOURCES
Fruits de mer
Lait Fromage
Sel

Fonctions
des contractions musculaires
fonction musculaire
équilibre acide-base
la transmission des impulsions nerveuses
water balance
extra cellular liquide
pression osmotique de la perméabilité cellulaire équilibre

Lacunes
maux de tête

nausées
vomissements
atrophie musculaire une perte d'appétit
perte de poids
l'hypertension
muqueuses sèches
des crampes musculaires

Soufre

SOURCES
Viandes de lait
oeufs Légumineuses

Fonctions
du métabolisme musculaire de synthèse de collagène
vitamine B formation
toxine neutralisation de
la coagulation du sang

Fer à repasser

SOURCES
Oeufs
les abats de
volaille
pommes de terre du foie de germe de blé
le pain enrichi
enrichi Céréales
Légumes verts de
la mélasse
boeuf
Pois secs
Les écrous de porc
épinards
chou fries

Fonctions

La production d'hémoglobine le
transport d'oxygène
la résistance au stress de
la production d'énergie
Règlement de résistance aux maladies des réactions
biologiques
la respiration cellulaire
Règlement de réactions chimiques

Lacunes
des clous fragile
des problèmes respiratoires
constipation
douleurs timon
l'anémie
maternelle l'inflammation
pâleur
faiblesse
sensibilité au froid
la fatigue
diminuait système immunitaire

4 OLIGO-ÉLÉMENTS

Le chrome

SOURCES
Les palourdes
viandes
fromage
grains entiers à l'huile de maïs de
la levure de bière

Fonctions
du métabolisme des hydrates de carbone

le métabolisme des lipides de
la teneur du sérum en glucose niveau maintenance

Lacunes
intolérance au glucose

COBALT

SOURCES
Boeuf
Produits laitiers Oeufs Poissons
les abats de
porc

FONCTIONS
B12 Formation

Lacunes
La fatigue
Troubles de mémoire
dépression mentale
confusion mentale
nervosité
réduit les réponses réflexes
des problèmes de marche
des problèmes d'élocution
glossites
maux de tête
l'anémie pernicieuse

COPPER

SOURCES

Les abats
raisins
huîtres
écrous de fruits de mer de
la mélasse

Fonctions
de processus de guérison formation osseuse
l'hémoglobine
des globules rouges de
la formation de l'enzyme
les processus mentaux
iron utilizer

Lacunes
diarrhées (chez les nourrissons)
Troubles respiratoires
faiblesse générale
des plaies
malformations osseuse

L'iode

SOURCES
Le varech salt () de fruits de mer iodé

Fonctions
régulation de taux de métabolisme basal
du métabolisme cellulaire

Lacunes
Anciens
l'irritabilité
pieds froids de
la nervosité
des cheveux secs
l'obésité

Le manganèse

SOURCES
Les bananes
jaunes d'oeufs
légumes à feuilles vertes
foie
écrous de fèves de soja
céréales entières
du
thé café

Fonctions
L'activation des enzymes
du métabolisme des graisses de croissance du squelette de
l'hormone sexuelle
le métabolisme des hydrates de carbone de la production de
vitamine B1 Le métabolisme de
la vitamine E Utilisation

Lacunes
L'Ataxie
Vertiges Troubles
perte auditive d'audience

Le molybdène

SOURCES
Légumineuses à grains entiers
abats

Fonctions
Corps metabolism

SELENIUM

SOURCES
Mariscos
carnes Hígado
Riñón

Fonctions
Mécanismes immunitaires
la synthèse d'ATP mitochondrial
de protection cellulaire
métabolisme des graisses

5 SELS DE CELLULE

CALCIUM FLUORIDE

Fonctions
Donne au tissu de la qualité de l'élasticité

Lacunes
Perte d'élasticité
pieux
veines détendue
poussif circulation
artères détendue
des fissures dans la peau de
la faiblesse musculaire
douleurs bas de roulement

Emplacement
Las paredes de los vasos sanguíneos del
tejido muscular
tejido conectivo la
superficie del
esmalte de dientes de hueso

CALCIUM PHOSPHATE

Fonctions
Le sida s'occupent de nutrition sel tissulaire
constituant de la salive et le suc gastrique
favorise une saine activité cellulaire
restaure tonalité à
tonalité de restaurations organes affaibli affaibli les tissus
favorise la croissance
du sida Développement normal
aide à la digestion
sida assimilation
construit constitution

Lacunes
Retard de
douleurs sévères
rachitisme
dent récurrente des troubles
du sang la pauvreté l'
engourdissement des membres
froideur des branches
faiblesse osseuse

La fonction NAT. PHOS. (SODIUMPHOSPHATE)

Fonctions
Sida neutralisant acide
sida fonctionnement des organes digestifs
de graisses et d'assimilation de sida d'autres éléments
nutritifs

Lacunes
Dyspepsie acide
enflure

hautement urine couleur
- jaune doré timon
insomnie
crémeux sur le timon de revêtement
irritabilité nerveuse
Troubles digestifs
symptômes rhumatismaux

La fonction NAT. Sulphur. (SULFATE DE SODIUM)

Fonctions
Régule la densité des liquides intercellulaires (fluides des
cellules de tissu baignent le qui) en éliminant l'excès d'eau
Contrôle fonctionnement du foie
dépose de poison fluides chargés

KALI PHOS. (POTASSIUM PHOSPHATE)

Fonctions
Culot nutriment pour comportement nerveux
maintenir contents disposition
aiguise facultés mentales
une puissante influence sur les fonctions corporelles
sida asthme
sida zona
sida conditions nerveux

Lacunes
Les maux de tête d'origine nerveuse
insomnie
paresse
nerveux
dépression
caprices

nonchalants
fatigue la dyspepsie
abaissé vitalité
fretfulness grumpiness bardeaux
mauvais humour

KALISULPH (POTASSIUM SULPHATE)

Fonctions
Anti-friction
comme un sel dans le lubrifiant
remplit processus respiratoires
sida troubles intestinaux
sida catarrhe gastrique
sida conditions inflammatoires à promouvoir la transpiration

Lacunes
Sticky, jaunâtre décharge de peau
collante, décharge jaunâtre de
la peau mise à l'échelle des muqueuses de
l'entartrage sur cuir chevelu
douleurs passagères
frissons
passage

MAG. PHOS. (magnésium PHOSPATE)

Fonctions
Soulage le tissu spasmodique sel
soulage les douleurs fulgurantes
sida système nerveux
soulage les douleurs brusques
complète l'action de Kali Phos.

Soulage les douleurs spasmodique
soulage les crampes
soulage la toux
soulage les névralgies
soulage les hoquets
soulage les maux de tête
Soulage les ballonnements
soulage les douleurs menstruelles

Lacunes
Les spasmes
crampes de
tournage et douleur brusques

La fonction NAT. MUR.
(CHLORURE DE SODIUM)

Fonctions
L'eau - la distribution tissu
étroitement associés à la nutrition
contrôle le flux et le reflux des liquides corporels de
maintenir un bon degré d'humidité
processus physiologiques de
la production d'acide chlorhydrique

Lacunes
Une humidité excessive
des maux de tête avec constipation
sécheresse exagérée
la Peau grasse
Peau pâleur de spiritueux faible
difficile tabourets
de décharge aqueuse
éternuements de mucus
matières anus
maux anus
sec Nez douloureux

gorge Symptômes
Névralgie faciale de brûlures d'estomac
les yeux faibles
odontalgie
somnolence
rhume des foins
unrefreshing hang-clous dormirloss of taste
Perte de l'odorat
digestion lente
appétence de sel

Le sulfate de calcium(CAL. Sulfur)

Fonctions
Élimination des déchets du flux sanguin
purifier le sang et guérisseur
dans l'action de supplémentaire Kali Mur (Phosphate de potassium)

Lacunes
L'acné
décomposition de matière organique
blessé les tissus environnants

FERR. PHOS.
(phosphate de fer)

Fonctions
Force de la circulaire les parois des vaisseaux sanguins de robustesse pour murs circulaires de vaisseaux sanguins
- transporteur d'Oxygène de
premiers soins pour les hémorragies
remedy de remedy advancing année

de Children's traitement affections affections

Lacunes
Manque de globules rouges

KALI MUR.
(chlorure de potassium)

Fonctions
Le sida avec la salive
aide à la production pour les premiers stades de la digestion
complémentaires de Calc. Sulfur
sang purifiant
purifier le sang
sida la toux, les maux de gorge, la bronchite,
la varicelle, le rhume, l'amygdalite, la rougeole,
les oreillons et

Lacunes
La fibrine devient non fonctionnel
catarths blanche épaisse et les rejets des
symptômes qui affectent les
symptômes cutanés affectant les muqueuses
avec revêtement blanc
des selles de couleur - éclairage de timon
torpidity du foie

6 LES PROTÉINES

Les proteins

SOURCES
La viande maigre
haricots séchés
Oeufs de
volaille
Lait de beurre d'arachide de poissons pois
Le fromage

Fonctions
Fournir des acides aminés pour la construction et la
réparation de tissus corporels
fournit de l'énergie pour le corps
régule l'équilibre liquide
source d'azote diététique

Lacunes
L'énergie de la malnutrition
des dommages au foie
a diminué la réponse immunitaire à
une susceptibilité accrue aux infections d'
oedème

7 LES GLUCIDES

Les glucides

SOURCES
Les céréales
Haricots secs
des pâtes
Produits laitiers maïs
Pois secs
pain
fruits
Légumes Pommes de terre
gelée à
sucre
candi

Fonctions
Fournit de l'énergie pour le corps des processus
fournit de l'énergie pour l'activité physique
le sida en utilisation de matières grasses
Protéines pièces de rechange
Lacunes
Energy malnutrition
perte de poids
Perte de la masse musculaire

À PROPOS DE L'auteur

J'ai écrit ce livre, afin que les enfants et les adultes pourraient connaître les avantages de la consommation de certains aliments. La connaissance est le pouvoir. Habiliter tous les âges à devenir plus sains le corps et l'esprit.